AF402573

DU CARACTÈRE

DE L'INFLAMMATION.

IMPRIMERIE DE MIGNERET, RUE DU DRAGON, N.º 20.

DU CARACTÈRE

DE L'INFLAMMATION,

DE LA CONGESTION ET DE L'ÉPANCHEMENT,
PENDANT LA VIE ET APRÈS LA MORT;

DISSERTATION

Pour servir à l'Anatomie pathologique, à la Nosologie
et à la Médecine-Pratique;

PAR J. F. CAFFIN,

*Docteur en médecine, Membre de la Société de Médecine,
et de la Société Médicale d'Emulation de Paris.*

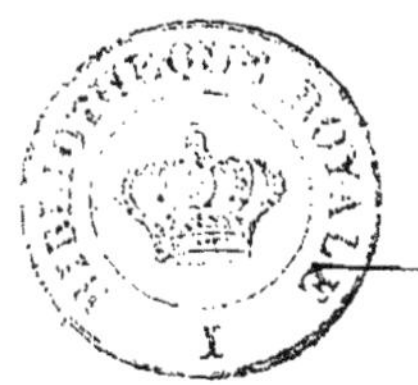

A PARIS,

Chez COMPÈRE jeune, Libraire, rue de l'Ecole
de Médecine, N.° 6.

1819.

DU CARACTÈRE

DE L'INFLAMMATION,

DE LA CONGESTION ET DE L'ÉPANCHEMENT, PENDANT LA VIE ET APRÈS LA MORT.

LES états morbides que nous avons l'habitude de désigner par les mots *inflammation, congestion, épanchement,* sont si nombreux et tellement répandus dans l'économie humaine, qu'ils composent la plus grande partie de ses maladies. On les retrouve dans les fièvres, les phlegmasies, les coups de sang, les hémorrhagies, les flux de toutes espèces, et une infinité d'autres affections qu'il serait inutile d'énumérer ici. Quelle n'est donc point leur importance, et de notre part l'obligation d'en rechercher la nature ? C'est pour les avoir confondus qu'on est tombé dans une infinité d'erreurs et de contradictions au sujet des maladies dont ils forment l'élément principal. Nous nous proposons ici de rechercher en quoi ils consistent, de noter leurs différences, et de fournir dans la solution de ces circonstances, des bases assurées pour déterminer le caractère général d'une infinité de lésions. Si nous concevons bien la nature de ces affections primordiales, tout ce qui leur appartient se démê-

lera facilement ensuite. Faisons donc tout notre possible pour arriver au but que nous nous proposons.
L'importance du sujet nous engage à y apporter tous
nos moyens.

Pour y parvenir plus facilement, je considérerai
les trois sujets de cette dissertation sous les différens
rapports de leur nature, de leur siége, de l'état des
fluides pendant la vie, des symptômes, des effets
consécutifs, du cours, et enfin de l'état cadavérique.
Je ferai ensorte d'être concis en tout, de ne m'atta-
cher qu'aux traits principaux qui s'aperçoivent dans
chacune de ces conditions, et je renverrai à d'autres
circonstances les détails qui auraient donné trop d'é-
tendue à cet opuscule, qui n'a été composé que dans
l'intention de faire connaître d'une manière générale
le sujet principal.

Je vais commencer par l'inflammation. Le plus
grand nombre des auteurs qui l'ont définie lui ont
donné pour caractère une exaltation des propriétés
vitales des capillaires sanguins. Cette définition est
loin d'être sans motifs de reproche à mes yeux, et
j'avoue au contraire qu'elle donne lieu à tant de
contradictions, que je ne puis l'admettre sans ré-
flexion.

J'avoue bien que dans ce genre d'affection, il y
a toujours un orgasme (qu'on me passe ce mot), une
excitation plus ou moins grande, des mouvemens plus
rapides dans le tissu, et une circulation plus active
dans les fluides. Mais je n'en tirerai cependant pas la
conséquence qu'il y a pour cela toujours exaltation.
Je tomberais dans l'erreur qu'on reproche avec raison

aux personnes qui, à diverses époques, ont donné cette définition, et je m'empresse au contraire de m'inscrire contre elle.

Cela mériterait que je développasse ici les différences que je crois exister entre les expressions que je viens d'employer, et qui semblent au premier coup-d'œil synonymes. Mais comme l'opinion que je me suis faite sur la nature de l'inflammation, fait partie d'un système d'idées sur le principe des maladies, je serais obligé d'entrer dans des détails qui m'entraîneraient trop loin, et m'éloigneraient du sujet que je me suis proposé de traiter ici. J'y reviendrai ailleurs, et je serai alors plus intelligible que je ne pourrais l'être actuellement avec le peu de choses que j'en dirais.

Le second point de la définition qui place l'inflammation dans les capillaires sanguins, ne me paraît pas moins susceptible d'objections nombreuses. Si le siége de l'inflammation était bien réellement dans les capillaires sanguins, quelle différence y aurait-il entre elle et la congestion apoplectique que l'on y fait résider? Osera-t-on bien assurer que la céphalite, par exemple, et l'apoplexie cérébrale, sont une seule et même maladie ; que l'érysipèle et le coup de sang à la peau ne diffèrent en rien? Ce serait émettre une proposition contre laquelle toutes les personnes de l'art s'inscriraient aussitôt ; et les faits, d'ailleurs si évidens, viendraient confirmer la sentence qu'on aurait portée. Arrêtons-nous donc un instant à discuter ce point important de nosologie, dont la solution intéresse l'art, lèvera plusieurs difficultés, et fera voir la source de quelques contradictions.

Je ne sais quels sont les faits qui ont servi à faire valoir l'opinion qui place le siége de l'inflammation dans les vaisseaux capillaires sanguins. Un grand nombre d'organes parfaitement blancs dans leur état sain, et qui, à raison de leur blancheur, ne paraissent pas être pourvus de capillaires rouges, sont cependant souvent attaqués par l'inflammation ; tels sont le tissu cellulaire, les membranes séreuses et synoviales, plusieurs régions de la peau et des muqueuses. Si ces organes dont quelques-uns sont transparens, admettaient dans leur tissu des vaisseaux remplis, comme on le croit, du fluide rouge, on les apercevrait. Voit-on bien néanmoins dans les uns et les autres, ces vaisseaux ? Cette dernière membrane sur-tout, qui, appliquée à la sclérotique et à la cornée, jouit d'une transparence que rien ne trouble dans l'état de santé, et dont la plus légère opacité porterait un fort grand préjudice à l'acte de la vision, devrait laisser apercevoir cette structure. Rien au contraire de semblable ne s'y voit dans l'état de santé. Une légère irritation vient-elle s'en emparer, les fluides y accourent aussitôt, et c'est dans ces momens que les vaisseaux qui en sont remplis, se dessinent au milieu de son tissu, et y paraissent sous la forme de filets rouges extrêmement ténus et déliés, répandus çà et là, et diversement subdivisés en ramifications extrêmement fines. Si ces vaisseaux étaient remplis de sang dans l'état sain, pourquoi ne les apercevrait-on pas aussi facilement ? Il est bien singulier que l'organe même dont on s'est servi pour prouver que l'inflammation siégeait dans les capillaires rouges, soit précisément celui qui démontre évidemment le contraire. Enfin, dans tous les cas où une inflammation a placé son siége dans un organe, elle y développe une rougeur qui n'y existait pas antécédemment, et imprime cette couleur à des vaisseaux qui ne l'avaient pas. Quelle preuve plus forte veut-on de la fausseté de l'opinion actuelle, et que l'inflammation ne réside pas dans les vaisseaux rouges ? Concluons donc qu'elle est inadmissible.

Mais après avoir enlevé aux capillaires rouges leurs prérogatives, et en avoir ôté le siége de l'inflammation, il convient de ne pas laisser plus long-temps les esprits dans le doute, et de donner à cette maladie une résidence plus en rapport avec ses attributs. Si les vaisseaux qui contiennent la partie colorée du sang ne sont pas le siége des phlegmasies appelées rouges dans ces derniers temps, il semble probable qu'il n'en est pas éloigné, et qu'il faut l'aller chercher non loin d'eux. Tout porte à présumer en effet que ces maladies, au moins quand on les examine dans les tissus cellulaire, séreux et muqueux, sont dans les petits vaisseaux blancs qui servent d'aboutissant à ceux qui sont rouges. Tous les phénomènes qui les accompagnent servent à le démontrer. C'est de ces derniers vaisseaux que le sang est appelé dans leurs tubes ; c'est sa présence qui détermine en eux la couleur particulière à la maladie. C'est encore lui qui, attiré par une première irritation antécédente à son arrivée, vient ajouter un nouveau stimulus à celui qui y était accidentellement appliqué, augmente la douleur et la tension. C'est par l'habitude contractée avec ce nouvel agent que s'affaiblit ensuite cette douleur, sans cependant que les mouvemens des solides perdent de leur activité ; d'où l'on peut déduire une partie de mon sentiment sur la différence que j'admets entre les phlegmasies aiguës et les chroniques, ainsi que sur celle entre les mots *exaltation* et *excitation*. Enfin, c'est encore le sang qui, par son retour dans ses véritables vaisseaux, ou sa décomposition en autres fluides, rend aux organes affectés leur véritable couleur que d'abord il avait changée.

Les fluides ne stagnent pas dans l'inflammation. Au contraire, ils circulent rapidement, ont une progression vive qui donne lieu à un échange continuel. Voyez comme les artères qui abordent à un endroit enflammé sont gonflées, battent fort, s'agitent de mouvemens vifs et rapides. On connaît l'expérience faite à ce sujet par Fabre, sur le péritoine des grenouilles, de laquelle il conclut, contre la théorie de ses prédécesseurs, que l'obstacle qu'ils présumaient exister dans ces maladies, était imaginaire. Autant on peut en voir dans la conjonctive enflammée. Les sécrétions augmentées qui sont souvent l'effet des phlegmasies, n'annoncent-elles pas d'ailleurs, quand on ne voudrait pas en aller invoquer la preuve dans les organes placés supérieurement au siége de la maladie ; ces sécrétions, dis-je, n'annoncent-elles pas et la rapidité de la circulation, et le peu de fondement de l'opinion qui voudrait encore soutenir actuellement qu'il existe un obstacle aux fluides ?

Les symptômes dont s'accompagne l'inflammation

pendant la vie, sont ordinairement la tuméfaction des petits vaisseaux qui se dénote dans celle du tissu, l'infiltration, ou pour s'exprimer d'une manière plus convenable au sujet, la présence de fluides abondans ; quelquefois la secrétion, et enfin la rougeur, la chaleur et la douleur. Mais de tous ces phénomènes, les deux premiers seulement sont constans et les autres tout-à-fait accidentels et dépendans des différentes conditions de l'organisation. Je ne chercherai point, dans ce moment, à démontrer sur quoi est fondée cette opinion dont le développement nous entraînerait trop loin, mais que j'ai suivie dans un Traité des Maladies des Végétaux, où j'ai considéré cette affection dans toutes les classes des êtres organisés, en suivant l'échelle progressive de leur dégradation ou simplicité d'organes et de fonctions.

Je vais m'arrêter seulement ici au caractère de chacun de ces symptômes, comme pouvant servir à caractériser la lésion dont il est ici question, et la distinguer de la congestion.

La douleur propre aux phlegmasies, quand elle existe ou qu'elle n'a pas été émoussée par l'habitude, est aiguë, cuisante, souvent lancinante et accompagnée de pulsations ; la chaleur est vive, la rougeur fondue et non tranchée par ses côtés. Les fluides accumulés dans ces maladies sont rouges, intimement et profondément enfoncés ou combinés dans le tissu même des organes ; état bien différent de celui qui est propre aux congestions, où ils sont renfermés dans les capillaires rouges, gonflés au-delà de leur mesure habituelle, qui abordent à la trame intérieure des organes, mais sont situés au dehors de cette trame : état bien différent de l'épanchement, où les fluides répandus dans les interstices des organes, ont pour siége l'espace vide des locules cellulaires , et non des vaisseaux tubulés.

Lorsque les phlegmasies résident dans des organes sécréteurs , elles en augmentent les produits ; mais seulement lorsque ces fluides paraissent émaner direc-ment du sang, sans passer par la filière d'organes glan-duleux. C'est ainsi que les membranes cellulaire, sé-reuse, médullaire et muqueuse, quand elles sont dans un état de phlegmasie , voient tous les fluides de leurs sécrétions considérablement augmentés. Mais tout le contraire a lieu dans certains autres organes doués d'une organisation plus composée, t els que le foie. Ici la bile , loin d'augmenter ses produits, reçoit des entraves à sa sécrétion, et les altérations qui appor-tent des variations à sa quantité, reconnaissent d'au-tres causes qu'il n'est pas de notre sujet de dévelop-per ici.

Quelle que soit l'accumulation des fluides et leur quantité , jamais il n'y a de rupture, ainsi que quel-ques-uns l'ont cru , dans le lieu même de l'affection. Si quelquefois on en aperçoit, comme dans le phleg-mon et autres abcès cellulaires , elle n'est pas l'effet immédiat de l'inflammation elle-même , mais bien du fluide épanché à sa suite. Delà l'erreur relativement aux inflammations appelées *désorganisatrices* , les-quelles doivent leur existence à une toute autre cause.

Le cours des phlegmasies est le plus souvent continu , mais il admet quelquefois des redoublemens , comme on l'observe si fréquemment dans les catarrhes. Je ne pense point du tout qu'il puisse être intermittent , c'est-à-dire , que la maladie se dissipe tout-à-fait pour revenir ensuite. Il n'est pas de la nature ni même dans la possibilité, que l'inflammation et les fluides qui l'accompagnent , puissent s'évanouir subitement , et revenir avec la même promptitude. A-t-on jamais vu un phlegmon ou un catarrhe , produit par une cause externe , par exemple , éprouver de semblables variations? Je ne le crois pas. En quoi diffère donc de ces maladies toute autre phlegmasie ? Je l'ignore entièrement. Les vaisseaux où siégent les phlegmasies sont beaucoup plus ténus et déliés que ceux que tient affectés la congestion , dans laquelle ce phénomène est bien plus fréquent. Cette ténuité et leur plus grande analogie avec les organes qui effectuent la nutrition ne le permettraient guères. La circulation qui s'y exécute consiste en mouvemens si lents , leurs propriétés vitales plus rapprochées de celles des végétaux sont si obscures, qu'il serait impossible d'admettre cette opinion. Précédant immédiatement les instrumens de la nutrition , dans quel désordre se fût opéré ce dernier acte , si les vaisseaux qui l'exécutent eussent été exposés à un torrent ? Aussi quels ne sont point quelquefois les effets des phlegmasies sur les lésions organiques ?

Malgré que l'inflammation éprouve quelquefois des changemens de siége , elle a en général quelque chose de plus fixe et de plus permanent que les congestions. On irrite plutôt une inflammation avec des applications astringentes qu'on ne la fait disparaître. Je ne nie pas que cela n'arrive quelquefois , mais je dis seulement que son caractère est moins mobile et ses métastases moins fréquentes.

Si , après avoir considéré l'inflammation dans toutes ses conditions vitales et organiques , nous passons à ce qu'elle nous présente dans l'état cadavérique , nous observerons que cette maladie aussi tenace dans cette nouvelle condition de l'homme, que dans celle qui l'a précédée, persiste, quel que soit le genre de mort qui a terminé les jours. Le tissu rouge , phlegmasié , n'a point abandonné son principe colorant intimement combiné avec lui. Ni la compression , ni les lotions , ni le râclage , ne peuvent le lui enlever ; aucun moyen mécanique enfin n'a d'accès sur cet état. Les moyens chimiques eux-mêmes n'en ont qu'en détruisant les parois des vaisseaux qui contiennent le fluide répandu au dedans d'eux. Pendant la vie, il n'y a que les actes qui lui appartiennent, qui peuvent en dégager l'organe , comme ce sont eux qui l'en ont imprégné.

Les vaisseaux qui rampent autour d'un endroit phlegmasié , gonflés , distendus , par des fluides de toute espèce , sont les uns rouges, les autres blancs ; ce qui annonce la part que ces deux ordres de vaisseaux différens ont pris à l'affection voisine.

Tels sont les phénomènes qui sont propres à l'inflammation , et serviront toujours à la distinguer de toutes les autres maladies, soit dans l'état de vie, soit dans l'état de mort. Après les avoir examinés d'une manière générale, passons à une autre affection non

moins répandue que l'inflammation (1), et qui présente beaucoup d'analogie avec elle ; je veux parler de
la congestion.

Les auteurs qui ont défini ce mot, entendent ou
veulent entendre, par cette expression, une accumulation extraordinaire de fluides non altérés au de-
dáns de leurs vaisseaux naturels, par suite d'une
cause morbifique qui a porté ses effets sur ces derniers.

Tel est en effet le véritable caractère de la congestion, que l'on retrouvera dans toutes les affections de
même nature ; et lui en donner un autre, serait s'éloi-
gner de la vérité des faits. Reprenons cette définition,
et en expliquons les divers membres.

J'ai d'abord dit qu'il y avait accumulation de fluides.
Rien n'est plus évident que cette circonstance de l'af-

____

, (1) On voit que, par ce mot, je n'ai entendu parler
que de ce que l'on a appelé, dans ces derniers temps,
phelgmasie rouge, et nullement des lésions organiques, au
sujet desquelles je me permettrai les réflexions suivantes :
quand on lit les auteurs qui ont traité ou défini ces dernières maladies, on est singulièrement étonné de les voir tous
en contradiction les uns et les autres, sur ce que l'on doit
entendre par ces mots, et y comprendre une foule d'affections différentes, et même opposées, qui n'ont rien de
commun que le nom vicieux qu'on veut leur donner. En
effet, les unes présentent les effets d'une conception alté-
rée dans ses actes : les autres sont le fruit d'affections qui
ont lieu pendant le cours de la vie ; et enfin les dernières
sont le résultat d'une cause mécanique dirigée contre les
organes. Quel lien commun peut réunir des objets aussi
disparates ?

fection , et c'est ce qu'indique le mot congestion. Tout organe qui en est devenu le siége est tuméfié, gros, élevé au-dessus de sa surface habituelle ; et qu'est-ce qui peut donner lieu à une semblable tuméfaction, ou au moins en remplir les espaces, si ce n'est un fluide ? Si ce fluide est coloré, tel que le sang, alors il empreint tout de sa teinte. Dans un coup de sang à la peau, cet organe est d'un rouge violet. Lorsqu'elle est ainsi affectée , qu'une circonstance vienne à y déterminer une légère solution de continuité , il en sortira aussitôt par cette ouverture un sang abondant , qui souvent même n'attendra pas ce moment , et effectuera dans les parois des vaisseaux qui le contiennent, une rupture par laquelle il s'échappera avec rapidité : telle est l'origine du coup de sang par rupture ; toutes circonstances qui démontrent bien réellement l'accumulation que nous avons dit exister.

Mais quelque considérable que soit la congestion, les fluides qui la forment, ne sont jamais altérés d'une manière sensible , lorsqu'elle n'a pas duré long-temps. Faites sortir du sang d'un organe affecté d'apoplexie, vous aurez bien de la peine à apercevoir en lui des qualités différentes de ce qu'il est dans l'état de santé, si ce n'est que de rouge et vermeil, il sera quelquefois devenu noir par son séjour et son défaut d'exposition à l'air.

J'ai dit encore que les fluides étaient contenus dans leurs vaisseaux propres ; et c'est ce qui distingue particulièrement la congestion de l'épanchement. Dans ce dernier cas, les fluides répandus dans le tissu cellulaire voisin de l'organe primitivement affecté, y ont été déposés à la suite d'une sécrétion augmentée, ou d'une solution accidentelle arrivée aux vaisseaux qui les contiennent. Dans la congestion, au contraire, les fluides encore contenus au dedans de leurs vaisseaux, les gonflent, les tuméfient, en élèvent et distendent les parois, et font effort pour les rompre, à moins qu'une disposition venant à s'introduire dans eurs extrémités, les y fasse admettre, puis passer au dehors ; et voilà l'hémorragie par exhalation, dont le principe en était dans la congestion antécédente.

Dans toutes ces circonstances, la cause qui a déterminé l'accumulation des fluides qui constitue la congestion, a primitivement agi sur les vaisseaux qui les contiennent. Mais dans quelques-unes, les parois de ces organes faibles et tombés dans l'atonie, sont distendues et dans un véritable état anévrismatique, semblable à ce que l'on rencontre dans les anévrismes passifs du cœur et des artères ; analogie démontrée par la coïncidence fréquente de ces deux sortes d'affections ; ou peut-être même aussi aux ossifications de leurs membranes. Et en effet, on conçoit que si les tuniques des capillaires, affectés d'apoplexie, conservaient toujours leurs mêmes forces et leur même tonicité, résistant toujours aussi à l'effort du sang, elles ne s'en laisseraient pas distendre et rompre ; et après l'avoir admis au dedans d'eux, elles le chasseraient plus loin, comme par le passé.

D'autres fois, au lieu de cette faiblesse, dont nous venons de faire mention, il y a plutôt un orgasme, une excitation, une irritation qui développant un état

érectile dans les parois du vaisseau, le gonfle, le sou-
lève, en augmente activement l'étendue intérieure,
et appelle les fluides pour en remplir l'espace : circonstance très-fréquente. Ici, ce n'est plus un état
passif, comme dans le cas précédent, mais bien une
lésion active qui lui est tout-à-fait opposée, et, comme
on l'a dit, une concentration d'action. Cette nouvelle condition des vaisseaux n'est quelquefois qu'un
état passager et de peu de durée. La congestion,
après avoir persisté quelque temps, se dissipe peu-à-
peu, si sur-tout il survient une hémorragie spontanée
ou artificielle, ou même quelquefois un flux d'une
autre espèce, comme on le voit dans les flueurs blanches,
par lesquelles se terminent les évacuations mensuelles
chez les femmes délicates, et dans quelques cas d'hé-
morrhoïdes muqueuses.

Ne serait-ce pas à une congestion de cette nature,
mais plus étendue et moins considérable, parce qu'elle
est moins concentrée, d'organes immédiatement situés
au-dessous de la peau, qu'il semblerait qu'on doive
rapporter la fièvre inflammatoire ou angioténique des
auteurs, dont tous les symptômes nous ramènent vers
cet organe, comme siége de toutes les lésions primitives et essentielles? La chaleur, la rougeur, le gon-
flement et le prurit de la peau, d'abord sèche, puis
douce, souple et mollement humectée d'une trans-
piration fine et halitueuse, qui sont les premiers phénomènes de l'invasion de la maladie, nous invitent
au moins à croire à une forte analogie; ensuite les
hémorrhagies fréquentes qui paraissent comme effets
consécutifs, la sécheresse du canal intestinal et la

fièvre qui surviennent comme sympathies, viennent encore aider notre supposition, et la changer en vérité démontrée. Cette opinion offre au moins plus de fon‑ dement à la croyance que celle qui, présentant cette maladie si souvent éphémère, comme le résultat d'une phelgmasie des vaisseaux ou de tout autre organe, nous prive du moyen de rapprocher les symptômes de la lésion qui les produit.

Ce qui me fortifie encore dans cette opinion, est le cas d'une fièvre inflammatoire muqueuse qui s'est présentée à mon observation : laquelle conservait beau‑ coup d'analogie avec la fièvre angioténique ordinaire, et n'en différait que par le siége et les symptômes qui en dépendent immédiatement. Comme ce cas est extrêmement curieux, je le ferai connnaître aussitôt qu'il me sera possible.

Quelle que soit la circonstance qui donne lieu à la congestion, nous pouvons donc en déduire la con‑ séquence qu'il existe bien certainement une cause locale qui a agi sur la partie affectée des capillaires.

Tout annonce que dans les deux états opposés de la congestion, les fluides y circulent lentement et avec difficulté dans les commencemens, et que leur cours ne se rétablit que lorsqu'un flux extérieur vient à paraître. Si rien ne s'y opposait, on ne verrait point exister cette accumulation qui constitue proprement la maladie. C'est ici qu'il existe un obstacle bien certain; non que je pense qu'il consiste en une obs‑ truction, un *infarctus* ou autre cause semblable, mais bien dans un état des capillaires qui leur ôte la faci‑ lité de réagir efficacement sur les fluides, comme ils

le faisaient en état de santé : différence bien tranchée
d'avec les phlegmasies, où les vaisseaux contractés ,
resserrés, agités de mouvemens oscillatoires rapides,
chassent les fluides avec promptitude.

Les symptômes propres à la congestion, sont la
tuméfaction des capillaires sanguins (1), l'infiltration
ou accumulation des fluides au dedans d'eux, la rougeur, la chaleur, une légère tension et quelquefois
l'hémorrhagie.

Nous ne reviendrons ni sur la tuméfaction ni sur
l'infiltration, parce qu'il en a été assez longuement
question ci-dessus. La rougeur a ici un caractère particulier. Elle n'est pas comme dans l'inflammation,
fondue et lavée ; mais forte et prononcée, d'une couleur obscure ou foncée, et tranchée sur ses bords. La
chaleur n'est ni vive ni mordicante. Çe sentiment est
plutôt celui d'un échauffement ou d'une légère élé-
vation de température ; rarement la douleur est aiguë,
plus souvent au contraire elle fait éprouver quelque
chose de gravatif et pénible qui varie d'intensité et
de durée.

L'hémorrhagie paraît quelquefois à la suite des
congestions actives et passives. Mais dans les pre-
mières, elle se fait par exhalation, et dans les secondes

---

(1) Je pense que la congestion n'a pas seulement lieu
dans les capillaires rouges, mais quelquefois aussi dans certains capillaires blancs, et que c'est à cette espèce de congestion active qu'il faut attribuer quelques hydropisies et
flux séreux.

elle a plus souvent lieu par rupture. D'autres fois les congestions n'ont aucun résultat extérieur et paraissent former l'affection qui donne lieu à quelques fièvres sèches, c'est-à-dire, accompagnées d'aucun flux ; telles sont certaines fièvres ataxiques essentielles et primitives, plusieurs fièvres abdominales également essentielles, ainsi qu'une infinité de maladies plus ou moins durables qui simulent des phlegmasies ; mais jamais elles ne constituent le caractère d'aucune inflammation vraie. C'est pour avoir confondu ces deux genres d'affections qu'on est tombé dans plusieurs erreurs à leur sujet.

La congestion a également un mode particulier dans son cours, lequel n'est pas toujours continu comme celui des véritables phlegmasies, et éprouve de fréquentes variations d'intensité, de durée, de cessation et de retours, quelquefois accompagnés de frisson. Beaucoup plus mobile que l'inflammation, elle se fait remarquer par une facilité extrême à se déplacer. Avec quelle promptitude ne voit-on pas une congestion formée dans un endroit, quitter son siége primitif, aller habiter un autre organe, revenir à sa première place et l'abandonner de rechef ? Ce sont des jeux habituels à cette espèce de maladie. Quel danger n'offrent pas aussi les repercussifs qui, loin d'en augmenter l'intensité, comme il arrive dans les phlegmasies, font souvent disparaître tout-à-fait et retrocéder l'irritation fugitive.

Si l'on examine après la mort les organes qui avaient été antécédemment affectés d'une congestion, on s'aperçoit que la substance colorante du sang n'est point

2

combinée avec le tissu, qu'elle est contenue dans des vaisseaux extérieurs à la partie. Le raclage avec un instrument anguleux et même quelquefois la simple compression exercée en glissant, suffisent pour exprimer le sang et le chasser de l'organe , ce qu'il serait impossible d'obtenir dans l'inflammation. Un grand nombre de congestions ne laissent même pas de traces de leur existence après elles , sur-tout quand la vie s'est terminée par une hémorrhagie, ou que leur siége était situé dans-une partie élevée, d'où le sang a pu s'échapper et gagner par l'effet de son propre poids, des endroits inférieurs : circonstance que l'on voit aussi quelquefois arriver pendant la vie.

D'après tous ces faits et caractères opposés, on ne peut s'empêcher de croire que la congestion et l'inflammation sont bien différentes l'une de l'autre ; et que s'il est quelques phlegmasies qui paraissent les admettre à la fois, elles possèdent alors un caractère ambigu ou multiforme : telles sont sur-tout l'érysipèle (1), la goutte, le rhumatisme. Des observations ultérieures viendront sans doute nous éclairer sur leur nature, et nous instruire de ce que nous devons penser à leur égard.

---

(1) Il y a à la peau une inflammation différente de l'érysipèle. Quand on y applique un vésicatoire ou autre irritant, il en résulte une affection qui n'est certainement pas un érysipèle semblable aux maladies qu'on appelle ordinairement de ce nom.

Après avoir donné, dans ce qui précède, le développement de ce qui est relatif à l'inflammation et à la congestion, nous aurons peu de choses à dire de l'épanchement. On sait combien il diffère de l'une et de l'autre.

Par ce mot, on doit entendre une effusion ou extravasation d'un fluide quelconque dans les interstices d'un organe, et sur-tout dans le tissu cellulaire qui en est l'intermédiaire commun, ou dans une cavité où il n'a pas l'habitude d'être.

Il reconnaît plusieurs causes, telles que la rupture d'un vaisseau, d'un canal ou d'un réservoir, la phlegmasie siégeant dans des organes sécrétans, une compression supérieure, et beaucoup d'autres circonstances. D'après cela, il n'a point de caractère unique et ne peut constituer par lui-même aucune affection, c'est-à-dire, aucune lésion du principe vital. Aussi ne nous étendrons-nous pas beaucoup sur ce que nous avons à en dire.

Tout le monde sait quels sont ses symptômes ou effets pendant la vie, ainsi que son mode d'être après la mort. Les fluides qui le constituent, hors des vaisseaux et répandus de tous côtés, se présentent aussitôt à l'instrument qui entr'ouvre les organes. Et quand ceux-ci ont été mis à découvert, la simple lotion suffit pour les enlever : ce que le râclage et la compression effectuent également bien.

Ici se termine ce que j'avais à dire sur les trois sujets que je m'étais proposé d'examiner. Si je l'ai exécuté comme je le desirais, j'aurai fourni des moyens sûrs pour distinguer facilement des maladies nombreuses et importantes. J'aurai aussi expliqué la raison de la division qui existe à leur sujet, et de quelques erreurs dans lesquelles on est tombé, en ne distinguant pas suffisamment ce qui est propre à chacune d'elles.

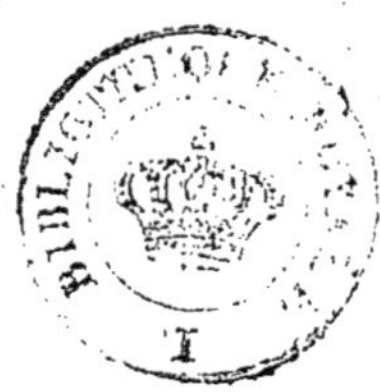

FIN.